AF300108

CONTRIBUTION A L'ÉTUDE

DU

PNEUMOTHORAX

(Pronostic, Traitement, Statistique algérienne)

PAR

Le Dr Joseph LAVERNHE

Ancien Interne de l'Hôpital de Mustapha,
Pharmacien de 1re classe.

LYON

A. REY, IMPRIMEUR DE LA FACULTÉ DE MÉDECINE
4, RUE GENTIL, 4

1897

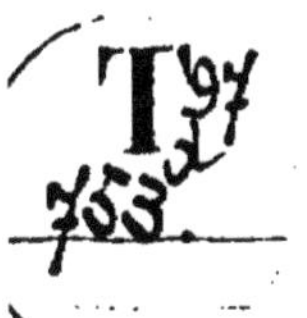

CONTRIBUTION A L'ÉTUDE

DU

PNEUMOTHORAX

(Pronostic, traitement, statistique algérienne).

CONTRIBUTION A L'ÉTUDE

DU

PNEUMOTHORAX

(Pronostic, Traitement, Statistique algérienne)

PAR

Le Dr Joseph LAVERNHE

Ancien Interne de l'Hôpital de Mustapha,
Pharmacien de 1re classe.

LYON

A. REY, IMPRIMEUR DE LA FACULTÉ DE MÉDECINE

4, RUE GENTIL, 4

1897

INTRODUCTION

Le pneumothorax des tuberculeux était et est encore considéré comme une affection incurable menant fatalement à la mort dans un délai qui ne dépasse guère quelques mois.

Dans ces dernières années, M. Gaillard, historiographe en quelque sorte de la maladie en question, s'est efforcé, en de multiples et consciencieux travaux, de montrer que l'évolution du pneumothorax des tuberculeux n'est pas toujours réglée d'avance vers un dénouement fatal comme le veut l'opinion classique. En un mot, selon ses propres expressions : « La constatation d'un pneumothorax chez un tuberculeux n'équivaut pas toujours à la prononciation d'un arrêt de mort. »

Pendant le cours de nos études, nous avons eu l'occasion d'observer et d'étudier plusieurs pneumothorax, la plupart chez des tuberculeux ; et, dès les premiers cas, nous avons pensé qu'il y avait grand intérêt à connaître l'avenir de leur redoutable affection, ainsi que l'influence d'une thérapeutique plus ou moins active. Nous avons pensé également qu'il serait avantageux de pouvoir tirer de notre étude une règle de conduite destinée à nous guider plus tard, et cette règle de conduite nous a paru d'autant plus intéressante à rechercher que la lecture des ouvrages classiques nous avait très peu édifié à cet égard.

Le pneumothorax des tuberculeux est toujours, pour la plupart des auteurs, l'affection à laquelle il ne faut toucher que la main forcée, soit que le pus soit fétide, soit que la pression intrapleurale vienne compromettre le jeu des organes voisins, du cœur en particulier. Notre regretté maître, M. le professeur Gros, était d'un avis bien différent. Il recourait à la thoracotomie d'une manière précoce, dès que le pus apparaissait dans la plèvre. Il a obtenu ainsi un succès remarquable dans une observation que nous rapportons plus loin. Est-ce à dire que l'on doive suivre la même conduite dans tous les cas, et ne serait-il pas téméraire de généraliser, d'après un cas heureux, une intervention opératoire ?

M. Gaillard préconise la thoracotomie précoce, mais il n'intervient pas dans tous les cas, et n'opère que dans des conditions nettement déterminées.

« En général, dit-il, on se contente dans le pyopneumothorax de ponctions successives, car là, comme dans l'hydropneumothorax, beaucoup de médecins se contentent de temporiser. Quelques-uns ont proposé des injec tions antiseptiques ; mais quand la fistule bronchopleurale persiste, cela expose à des accidents d'intoxication. Quand la tuberculose pulmonaire n'a pas atteint un degré trop avancé et que la résistance du sujet semble suffisante, on peut tenter la cure du pyopneumothorax non plus par les ponctions successives, mais par la thoracotomie. » Cette opinion tend de plus en plus à devenir classique.

Dans le paragraphe précédent, nous n'avons eu en vue que la tuberculose. Pour le pneumothorax non tuberculeux, il faut opérer, et l'opération donne des résultats absolument démonstratifs.

L'examen des cas qui ont été offerts à notre observation personnelle et aussi de ceux que nos maîtres ont bien voulu nous communiquer, nous conduira-t-il à la confirmation pure et simple des règles en cours ? Voilà la question que nous nous sommes posée en entreprenant notre tâche. C'est donc par-dessus tout une étude de pronostic et de thérapeutique que nous avons voulu faire.

Examinant sans parti pris, nous ne pensons pas dicter des prescriptions d'ordre général applicables à tous les cas sans distinction. Nous voulons seulement, dans nos conclusions, montrer que, dans les circonstances précises où nous nous trouvions placé, il était avantageux d'agir de telle manière, désavantageux d'agir de telle autre; qu'il était rationnel de formuler un pronostic tel et irrationnel d'en formuler un diamétralement opposé.

Ainsi comprise, notre étude se divisera en quatre chapitres :

I. *Historique,*

II. *Statistique,*

III. *Pronostic,*

IV. *Traitement.*

Avant d'entrer dans notre sujet, nous devons adresser un dernier hommage à notre regretté maître, M. le professeur Gros, enlevé d'une manière si rapide et si prématurée à l'affection des siens et de ses élèves, qui s'était toujours montré pour nous d'une excessive bonté.

Que M. le Dr Crespin, médecin des hôpitaux d'Alger, daigne agréer la marque la plus affectueuse de notre reconnaissance pour la rare bienveillance qu'il nous a témoignée, pour les conseils savants et éclairés qu'il nous a donnés, grâce auxquels nous avons pu mener à bien notre tâche.

Nous sommes très heureux de témoigner nos meilleurs remerciements à nos professeurs de l'École de plein exercice de médecine et de pharmacie d'Alger, ainsi qu'à nos maîtres des hôpitaux d'Alger et de Lyon qui ont guidé nos premiers pas dans l'art de guérir.

Nous nous rappellerons toujours avec un précieux souvenir la bienveillance que nous a témoignée M. le professeur Teissier en acceptant la présidence de notre thèse. Qu'il nous permette d'être fier de l'honneur qu'il nous fait.

CONTRIBUTION A L'ÉTUDE

DU

PNEUMOTHORAX

(Pronostic, traitement, statistique algérienne).

CHAPITRE PREMIER

HISTORIQUE

Il n'entre pas dans notre pensée de rapporter ici l'histoire complète du pneumothorax. Cette étude bien connue n'est plus à faire. Nous ne voulons que résumer bien rapidement les efforts qui ont été faits jusqu'ici dans le but d'apporter un soulagement aux malheureux frappés de cette redoutable affection. Nous négligerons donc l'historique des symptômes, de l'étiologie, aussi bien que l'anatomie pathologique pour ne nous occuper que du pronostic et du traitement.

Il y a deux périodes bien distinctes dans l'histoire du pneumothorax. La première va jusqu'à Laënnec, la deuxième s'étend de Laënnec jusqu'à nos jours.

La période qui précède Laënnec ne nous offre rien de bien intéressant. Elle nous montre seulement une fois de plus que, dans l'art médical aussi bien que dans toute

autre branche de la science, on ne peut obtenir de résultats sérieux et constants que si l'on a des indications nettes
et précises. Durant cette longue période en effet, les
médecins confondaient des maladies bien différentes, telles
que l'hydropisie de la poitrine, les épanchements puru-
lents, l'hydropneumothorax, la pneumonie, la péripneu-
monie. Ils ponctionnaient la poitrine dans tous ces cas.
Mais les succès incertains qu'ils obtinrent leur fit bientôt
considérer la ponction de la poitrine comme une hardiesse.
La cause de ces insuccès n'était pas due, comme on
pourrait le croire, à l'imperfection du procédé opératoire :
elle résidait tout entière dans l'insuffisance des indications. Et comme l'a si bien dit Trousseau dans ses cli-
niques : « Un moyen thérapeutique quelconque, médi-
cament ou opération, n'a de succès possible qu'à la condition de satisfaire une exigence déterminée. Tant que les
motifs qui doivent décider de son emploi sont imparfai-
tement connus, le remède reste inusité. »

La découverte de l'auscultation par Laënnec marque le
début de la deuxième période. C'est à son génie que nous
devons la description complète des signes physiques de
l'affection qui nous occupe. Il étudia l'anatomie pathologique et les symptômes, découvrit le tintement métallique, le souffle amphorique, l'abolition du murmure
vésiculaire et, on peut dire, la fluctuation thoracique ou
succussion hippocratique. Cette dernière méthode d'exploration (succussion hippocratique) avait en effet été presque
entièrement oubliée, et l'on peut dire qu'elle n'a guère
été mise en pratique depuis les Asclépiades jusqu'à
Laënnec dont le génie en proclama la valeur.

« C'est que, nous dit Requin, les Asclépiades comme

on peut le voir dans leurs écrits, avaient eu le tort d'avoir attribué à l'empyème, d'une manière trop générale et presque sans restriction, le signe dont il s'agit; tandis que l'empyème, simple n'a jamais pu être reconnu de telle façon. Voilà pourquoi la succussion hippocratique dut finir par tomber dans l'abandon. »

Laënnec (1815) préconise la ponction de la poitrine dans le pneumothorax simple: il n'intervient, s'il y a du liquide, que lorsque le péril est imminent (suffocation ou amaigrissement rapide).

Davies Thomas (1835) déclaré au contraire que la ponction est inutile dans le pneumothorax, mais qu'elle rend des services dans l'hydrothorax.

Requin (1846), Trousseau, ponctionnent dans l'hydro-pneumothorax tuberculeux, mais seulement lorsque la suffocation est imminente.

Béhier dans son *Traité de pathologie*, et dans ses discussions académiques, s'élève contre l'intervention qu'il juge inutile.

Hérard, G. Sée *(Sur les maladies simples du poumon)* concluent à l'abstention.

Mais bientôt Potain, Dieulafoy, en rendant la ponction aspiratrice plus simple et complètement inoffensive, contribuent beaucoup à la généralisation de ce procédé et au soulagement des malades.

Berger, Peyrot, Guttmann, grâce à la découverte de l'antisepsie, font bénéficier les malades atteints de pyo-pneumothorax de l'intervention sanglante.

Dans ces dernières années, Guermonprez, Gérard-Marchand, Lardy, Delagenière, tentent avec succès la cure radicale par oblitération de la fistule viscérale.

Feréol recourt à l'opération de Letiévant–Estlander pour compléter la guérison.

Enfin Gaillard dans ses divers travaux fait une étude complète de la question, et contribue pour une large part à vulgariser les indications et contre-indications du traitement de cette maladie. Nous aurons d'ailleurs à le citer bien des fois dans le cours de cette étude.

CHAPITRE II

STATISTIQUE

Il nous a paru intéressant de rechercher si en Algérie la maladie qui nous occupe n'est pas influencée par les conditions climatériques, géographiques, etc... Nous savons en effet que les maladies varient suivant les latitudes, les individus, les siècles. C'est ainsi que le pneumothorax par rupture des vomiques, rare de nos jours, est donné par les hippocratiques comme un phénomène fréquent et régulier.

La statistique que nous avons faite comprend tous les pneumothorax qui ont été observés à la clinique médicale de l'hôpital de Mustapha pendant ces trente dernières années, chez une population cosmopolite composée d'Européens, d'Arabes, d'Israélites, etc... Nous aurions désiré l'étendre à tous les services de l'hôpital ; mais des raisons majeures nous en ont empêché. Celle que nous donnons n'en a pas moins de valeur en raison du grand nombre d'années qu'elle embrasse.

Voici les résultats que nous avons obtenus :

Sur 8580 malades traités dans les salles St-Jean et Trousseau, 1170 étaient atteints de tuberculose pulmonaire, 33 étaient atteints de pneumothorax, dont 2 seulement non tuberculeux.

D'après ces chiffres, nous déduisons :

1° Que le pneumothorax était tuberculeux. . 93 fois sur 100
   West (statistique de l'hôpital des poitri-
      naires) donne . . . . 90 —
     Saussier. . . . . 62 —
     Black. . . . . 90 —
2° Que sur 100 tuberculeux :
     Etaient atteints de pneumothorax 2,80
     Black donne. 0,73
     King Chambers. 3,70
     Gaillard (hôpitaux de France, avril 1896) . 1,05
3° Que sur 33 cas, 11 étaient à droite, 22 à gauche
    West — 83 — 41 — 42 —
    Andral — 68 — 27 — 41 —
4° Nous avons aussi recherché l'influence de l'âge et avons trouvé
   comme West que c'est de vingt à trente ans que le pneumothorax est le plus fréquent.

Notons en passant, quoique ce sujet fort intéressant n'entre pas dans notre étude, que la proportion des tuberculeux par rapport aux malades, est de 13 pour 100. Cette proportion peut paraître un peu faible à certains, alors que les ravages causés par la tuberculose dans les populations de l'Europe est d'environ 20 pour 100. Mais elle vient fournir une preuve nouvelle en faveur du climat algérien. On a beaucoup discuté en effet sur la valeur de ce climat dans les maladies de poitrine. Les uns en vantent la supériorité, les autres le dénigrent avec conviction.

On a donné de bonnes raisons pour et contre. Et en face de tous ces arguments contradictoires il est bien difficile de se faire une opinion exacte. Le Dr Renard, directeur du service de santé du 1er corps d'armée, dans son étude très approfondie *(Sur la supériorité du climat algérien dans les maladies de poitrine)* nous montre que la tuberculose, comme toutes les affections de poitrine est rare en Algérie. Et si ces affections, dit-il, s'y montrent peu fréquentes, c'est parce que leur évolution est entravée par les conditions climatériques, luminosité intense et permanente, tiédeur de la température permettant la vie en plein air, etc... Et à l'appui de ses assertions, l'auteur donne des statistiques militaires portant sur ces quatre dernières années, qui démontrent clairement que l'Algérie et la Tunisie sont les régions les moins éprouvées par la tuberculose. « On peut faire dire à la statistique ce que l'on veut, ajoute-t-il, mais ici ce n'est pas le cas ; la statistique militaire est établie en dehors de toute préoccupation, de toute vue préconçue ; elle ne donne que des faits bruts, et, lorsque ces faits se répètent chaque année avec une régularité parfaite et dans le même ordre, on est fondé à admettre qu'ils représentent bien la réalité des choses. »

5° Enfin, en comparant la statistique de Gaillard (*Hôpitaux de France*, 1896) avec la nôtre, nous trouvons moins de tuberculeux atteints de pneumothorax en France qu'en Algérie. Nous ne pouvons laisser passer ce point sans en parler, et nous devons nous demander si le climat algérien prédispose au pneumothorax les tuberculeux. Cela est peut-être vrai ! Pour celui en effet qui sait ou peut se servir du climat algérien, nul doute que chez lui la tuberculose soit curable et aboutisse au processus de guérison qui est la sclérose. Cette dernière, par les adhérences qu'elle provoque dans la plèvre, n'est pas favorable à l'éclosion du pneumothorax. Donc, pour l'hiverneux, pour le malade appartenant à une classe élevée de la société, le climat d'Alger ne prédispose pas au pneumothorax, bien au contraire. Mais pour le meurt-de-faim, pour l'ouvrier, pour le surmené, qu'on observe à l'exclusion des précédents dans la clientèle hospitalière, le climat algérien est plus nuisible qu'utile. Chez ces individus la tuberculose marche comme elle marche dans les pays chauds, sous les tropiques surtout, avec une rapidité extrême; elle affecte une forme galopante, éréthique, forme dans laquelle le pneumothorax est très fréquent, puisque la sclérose n'apparaît pas, puisque les adhérences pleurales ne se produisant pas, ne s'opposent pas à l'effraction de la séreuse.

Telle était d'ailleurs l'opinion de notre maître M. le professeur Gros; telle est encore celle de nombreux médecins, de M. le Dr Crespin en particulier. M. Gros, dans sa *Statistique sur les épanchements pleuraux observés depuis 1867 jusqu'en 1881,* à la clinique médicale de l'Ecole d'Alger, s'exprime ainsi : « Presque tous les malades entrés dans nos salles avec un pyopneumothorax ont succombé et il en a été de même des pneumothorax qui qui se transformèrent en pyopneumothorax. Les aspirations, l'empyème même ne pouvaient amener la guérison, car tous étaient atteints de tuberculose avancée. »

Nous ne pouvons mieux faire que de reproduire cette statistique ainsi que celle que nous avons faite depuis 1891 jusqu'en 1897. En nous indiquant la durée de la maladie et les interventions qu'on a fait subir aux malades, certaines de ces observations seront pour nous d'un enseignement très suggestif.

Statistique des cas observés par M. le Dr Gros de 1867 à 1881.

Oʙs. 1. — B..., né à Alger, sans profession ; quarante-quatre ans , épanchement à droite, aspiration, puis pyopneumathorax.

Entré le 23 octobre 1872. Mort le 4 décembre 1872. Durée de séjour, 1 mois 12 jours.

Oʙs. 2. — G..., né à Alger, journalier, vingt ans ; épanchement purulent à droite, trois thoracenthèses. Pyopneumothorax. Nouvelle thoracentèse. Cavernes pulmonaires.

Entré le 17 août 1871, sort amélioré le 19 février 1872. Durée de séjour, 6 mois 2 jours.

Oʙs. 3. — L..., né à Chiffa, sans profession, dix-sept ans ; pyopneumothorax gauche, tumeur gazeuse au niveau de la première côte, ponction.

Entré le 13 juin 1873, sort amélioré le 21 juillet. Durée de séjour, 1 mois 8 jours.

Oʙs. 4. — F..., né dans la Seine, dentiste, quarante-six ans ; pyopneumothorax, tubercules et cavernes pulmonaires.

Entré le 16 juillet 1876, sort amélioré le 23 juillet 1876. Durée de séjour, 7 jours.

Oʙs. 5. — G...., né à Alger, journalier, trente-quatre ans ; tubercules et cavernes pulmonaires ; pyopneumothorax.

Entré le 9 septembre 1876, mort le 13 septembre 1876. Durée de séjour, 4 jours.

Oʙs. 6. — R..., né à Borel (Seine-et-Marne), étudiant, vingt-cinq ans ; pneumothorax chez un phtisique, épanchement, aspiration Dieulafoy, tubercules et cavernes.

Entré le 26 janvier 1874, mort le 14 avril 1874. Durée de séjour, 2 mois 18 jours.

Oʙs. 7. — B..., né en Case, ébéniste, trente et un ans ; pyopneumothorax à la suite d'un effort, épanchement se produisant lentement en finissant par remplir complètement la cavité pleurale. Deux aspirations à peu de jours d'intervalle.

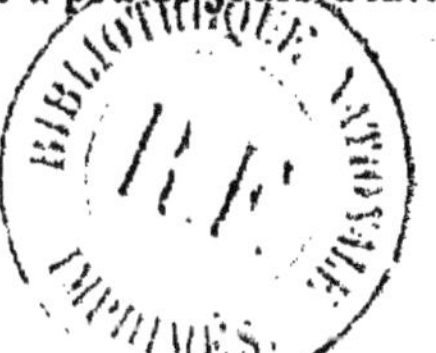

Entré le 9 juillet 1880, sort guéri le 23 décembre 1880. Durée de séjour, 5 mois 22 jours.

Obs. 8. — S..., né à Dravia, cultivateur, vingt-cinq ans ; pneumothorax chez un phtisique ; purpura, aspiration pour pyo-pneumothorax.

Entré le 30 novembre 1872, mort le 22 décembre 1872. Durée de séjour, 22 jours.

Obs. 9. — De S..., né à Tunis, sans profession, trois ans ; croup, trachéotomie ; pleurésie purulente, aspiration Potain, mort de pneumothorax.

Début de la maladie, 15 juin 1877, mort, 30 juin 1877. Durée de maladie, 15 jours.

Obs. 10. — F..., né en France, horloger, vingt-cinq ans ; pneumothorax, guérison spontanée.

Début de la maladie, 24 mai 1878, guérison, 17 juin 1878. Durée de la maladie, 23 jours.

Statistique des cas observés de 1891 à 1897
(Personnelle).

Obs. 11. — F.... né à la Réunion, infirmier, vingt ans ; pyo-pneumothorax tuberculeux gauche.

Entré le 3 décembre 1891, mort le 20 décembre 1891. Durée de séjour, 17 jours.

Autopsie : poumon gauche ratatiné, plèvres épaissies et recouvertes d'un enduit purulent ; cœur refoulé vers le bord droit du sternum, poumon droit comprimé et farci de tubercules.

Obs. 12. — M.. , né à Tarbes, porteur de contraintes, vingt-huit ans ; pyopneumothorax gauche, aspiration, 3 litres.

Entré le 19 décembre 1891, sorti dans le même état le 26 décembre 1891. Durée de séjour, 7 jours.

Obs. 13. — V..., né à Alger, cocher, trente ans ; pyopneumo-thorax gauche.

Entré le 9 avril 1892, le 16 avril évacué en chirurgie ; pleuro-tomie, amélioration. Sorti le 10 juin.

Obs. 14. — M..., né à Beni-Mered, manœuvre, trente ans ; hydropneumothorax tuberculeux gauche, quatre aspirations, cavernules à droite au sommet.

Entré le 19 avril 1892, mort le 3 mai 1892. Durée de séjour, 14 jours.

Obs. 15. — M..., né à Combléves (Isère), peintre, vingt-cinq ans ; pneumothorax partiel gauche.

Entré le 28 novembre 1892, mort le 17 janvier 1893. Durée de séjour, 50 jours.

Obs. 16. — R..., né en Savoie, clerc d'avoué, vingt-neuf ans ; pneumothorax, ponctions.

Entré le 5 février 1893, sorti amélioré le 28 février. Durée de séjour, 23 jours.

Obs. 17. — M..., né au Maroc, journalier, trente-neuf ans ; pyopneumothorax tuberculeux.

Entré le 4 février 1895, mort le 6 février 1895. Durée de séjour, 2 jours.

Obs. 18. — T..., né dans les Hautes Alpes, médecin, quarante et un ans; pyopneumothorax tuberculeux depuis deux mois.

Entré le 22 février 1896, mort le 12 mars 1896. Durée de séjour, 19 jours.

Obs. 19. — G..., né à Alger, coiffeur, vingt ans; hydropneumothorax gauche, quatre ponctions, thoracotomie.

Entré le 30 novembre 1896, mort le 26 février 1897. Durée de séjour, 2 mois 27 jours.

CHAPITRE III

PRONOSTIC.

Si le pneumothorax est resté jusqu'à notre époque la maladie fatale qui ne pardonne pas, l'erreur provient de ce que l'on n'a pas suffisamment divisé la question et séparé les cas. Le pronostic dépend en effet de plusieurs facteurs de gravité. Il dépend :

1° De la cause de l'affection ;
2° De la nature (fermé, ouvert, à soupape) ;
3° Des complications pleurales et pulmonaires ;
4° De son étendue (total ou partiel).

Nous allons examiner chacun de ces différents facteurs de gravité, car c'est de leur balance que nous déduirons le pronostic des cas que nous avons observés.

1° Pronostic tiré de la cause.

Nous n'étudierons que les pneumothorax de cause interne et laisserons de côté les pneumothorax traumatiques et chirurgicaux.

Parmi les pneumothorax de cause interne, nous ferons une distinction entre ceux qui sont d'origine tuberculeuse et ceux qui ont une tout autre cause.

A. — Le *pneumothorax des tuberculeux* est en effet le plus grave à tous les points de vue et il l'est d'autant plus qu'il survient à une période plus avancée de la maladie. A la période des cavernes, il emporte le malade en quelques jours, ordinairement le deuxième septénaire, voire même en quelques heures, et si le malade résiste, il s'accompagne d'un tel état de cachexie que toute intervention opératoire devient impossible. C'est la variété rapide.

A la première et deuxième période de la tuberculose, lé pneumothorax est bien moins grave. Il peut persister pendant des mois et des années (variété lente) ; il peut même guérir (variété curable) : Gaillard a en effet démontré qu'il existe des formes curables de pneumothorax tuberculeux. Mais ces formes curables, qu'elles soient pures ou avec épanchement, ne s'observent que lorsque les lésions tuberculeuses sont peu avancées.

Certains cliniciens cependant : Woilliez, Béhier, Hérard, Potain, Czernicki, loin de considérer le pneumothorax comme une complication grave de la tuberculose, estiment au contraire qu'elle a une action favorable à l'arrêt de son développement. La compression du poumon par l'air de la plèvre, en supprimant l'activité fonctionnelle, devait, d'après ces auteurs, retarder ou même arrêter le développement des tubercules et faciliter la cicatrisation des parois de la fistule. Nous n'insistons pas sur une pareille assertion, qui, si elle se généralisait, pourrait conduire à de graves déceptions. Quoi qu'il en soit, le pronostic chez les tuberculeux reste encore fort sombre.

B. — Le *pneumothorax des emphysémateux* a une gravité bien différente suivant l'âge des sujets chez lesquels on l'observe. Chez les gens âgés, la mort survient dans les deux tiers des cas (8 morts sur 12, d'après Gaillard). Chez les jeunes gens au contraire, la marche en est rapide et le pronostic bénin : Gaillard compte 3 morts sur 38 cas, soit une proportion de 8 pour 100. Klemperer donne une série de 7 cas, tous suivis de guérison.

Nous rapportons plus loin l'observation de deux cas nouveaux de guérison observés par M. le professeur Gros dans sa clientèle ; le premier est celui d'un jeune homme de vingt-trois ans, atteint subitement de pneumothorax simple et guéri au bout d'une vingtaine de jours. Le deuxième se rapporte à un malade âgé de trente et un ans, atteint non plus de pneumothorax simple, mais compliqué d'épanchement séreux. Dans ce cas, la guérison fut également obtenue ; mais elle fut moins rapide : quatre mois ont été nécessaires pour obtenir ce résultat. Le pneumothorax, au lieu de se compliquer d'épanchement séreux, aurait pu devenir purulent, mais cette complication est rare, et lorsqu'elle se produit, elle ne fait que retarder la guérison sans aggraver le pronostic.

C. — Les *pneumothorax par vomique* sont rares de nos jours. Ce sont ordinairement des pyothorax dont le pronostic est assez grave. Cependant ceux qui sont partiels sont moins sérieux que ceux qui intéressent toute la plèvre. Nous avons eu occasion d'observer un cas de ce genre chez une jeune fille de dix-huit ans. Cette malade, atteinte de pneumothorax partiel de la partie inférieure de la plèvre, ne mit pas plus de deux mois à guérir.

D. — Le *pneumothorax gangreneux* n'est pas aussi

sérieux qu'on le croyait autrefois, alors que le traitement était tardif. Depuis que l'on recourt en effet à la thoracotomie précoce, les succès sont beaucoup plus fréquents. Oberlé cite 2 décès sur 5 cas, mais cette proportion nous paraît encore trop élevée. M. Moussons (Société de médecine et de chirurgie de Bordeaux) a pu dans un cas obtenir la guérison par des ponctions suivies d'injection de sublimé. Mais ce n'est pas là le traitement de choix ; il faut, d'après Gaillard, avoir recours à la thoracotomie hâtive suivie de lavages antiseptiques.

Comby et Vogt (Société de médecine des hôpitaux de Paris, 30 avril 1896) ont obtenu par cette méthode un succès remarquable chez un enfant de onze ans atteint d'empyème gangreneux avec pneumothorax :

« Cette pleurésie gangreneuse compliquée de pneumothorax survenue chez un enfant robuste a mis plus de trois mois à guérir, malgré la pleurotomie et les lavages antiseptiques. Mais vu la gravité du cas, nous devons encore, dit Comby, nous estimer heureux.

« Abandonnée à elle-même ou traitée par la simple ponction, la maladie n'aurait pas tardé à entraîner la mort. La conduite à tenir en pareil cas ne nous semble pas douteuse, et nous n'avons pas hésité un seul instant quand nous avons eu sous les yeux le corps du délit, c'est-à-dire du pus fétide. Notre ami Moizard n'a pas hésité davantage et nous a prêté l'appui de son expérience et de son grand sens clinique.

« Il faut donc sans perdre de temps, chez l'enfant comme chez l'adulte, en présence d'un empyème gangreneux, avec ou sans pneumothorax, avoir recours à l'ouverture large de la cavité pleurale et aux lavages antiseptiques répétés. La vie du malade dépend sans nul doute du diagnostic porté par le médecin et de l'intervention immédiate que ce diagnostic implique.

« J'insiste beaucoup sur l'urgence de la pleurotomie dans les cas analogues. Il y a quelques années, je fus appelé à voir avec le Dr Coulon un adulte qui au cours d'une grippe avait été pris de pleurésie. Une ponction immédiate faite avec l'appareil Potain nous permit de retirer un demi-litre de pus horriblement fétide. Nous prîmes rendez-vous pour le lendemain matin, n'ayant pas sous la main les instruments nécessaires pour la pleurotomie. Le lendemain le malade avait succombé. Il n'y a donc pas de temps à perdre ; et, quand on a la preuve de l'existence de pus fétide dans la cavité pleurale, il faut l'ouvrir largement et le plus tôt possible. »

Dans une autre séance, M. Comby rapporte au nom de M. Crespin, médecin des hôpitaux d'Alger, un nouveau cas de pneumothorax gangreneux suivi également de guérison après pleurotomie. Cette remarquable observation que nous reproduisons plus loin est pour nous d'autant plus intéressante que nous avons eu l'occasion de suivre et d'observer le malade comme interne du service.

La distinction que nous avons faite entre le pneumothorax tuberculeux et non tuberculeux a, comme on le voit, une très grande importance. Nous devons donc, toutes les fois que nous le pourrons, nous efforcer d'établir cette distinction, car c'est d'elle que dépend la valeur du pronostic.

Sans doute lorsque les lésions tuberculeuses pourront être décélées par l'auscultation et la percussion, le diagnostic de la cause ne sera pas très difficile. Mais le pneumothorax étant souvent, comme nous dit Gaillard, « le symptôme initial d'une tuberculose encore latente », il ne faudra plus compter sur les signes de l'auscultation pour affirmer la nature tuberculeuse de la maladie. On devra, à l'exemple de Chauffard, recourir à l'épreuve de la tuberculine. Grasset, dans un rapport à l'Académie de médecine, nous a donné le moyen de faire le diagnostic précoce de la tuberculose humaine au moyen de faibles doses de tuberculine. Mais c'est Chauffard qui le premier a appliqué cette méthode dans le pneumothorax.

Chez une de ses malades atteinte de pneumothorax, et présentant des signes suspects de tuberculose, il a injecté sous la peau 2 milligrammes de tuberculine, il n'a observé aucun effet appréciable : la réaction locale et générale a été nulle. La température prise d'heure en heure est restée fixe à 37° 5.

Quatre jours après, injection de 3 milligrammes: même résultat négatif.

Cette dose (3 milligrammes) est une dose massive qu'il ne faut jamais dépasser, même chez des sujets sains, car à partir de 5 milligrammes, la réaction peut se produire même en l'absence de toute affection bacillaire.

Par comparaison, il a injecté 2 milligrammes à une malade atteinte d'une minime induration au début à l'un des sommets, sans expectoration ; et il a obtenu une réaction typique de trente-six heures de durée avec fièvre, sueurs profuses, courbature générale, râles fins aux deux bases.

La conclusion de l'expérience fut donc formelle, et il put affirmer la nature simple non tuberculeuse du pneumothorax observé. Du même coup, il put acquérir la certitude que la guérison complète serait obtenue en un temps très court (trois ou quatre semaines), et cette prévision s'est réalisée : « Ce n'est pas à dire qu'il convienne de faire toujours le diagnostic de la tuberculose à coups de tuberculine, dit M. Chauffard. Mais pour les cas particuliers comme celui que j'ai observé et dans lesquels on suspecte une possibilité de lésion tuberculeuse sans en avoir de preuve objective, l'épreuve de la tuberculine peut rendre les plus signalés services. Nous n'hésiterons donc pas à l'occasion et pour des cas bien déterminés, à avoir recours à la tuberculine ; nous pourrons ainsi porter avec une plus grande netteté les conclusions au point de vue du diagnostic et par cela même du pronostic. »

2° Pronostic tiré de sa nature.

L'épanchement gazeux versé dans la plèvre peut avoir une tension inférieure, égale ou supérieure à la pression atmosphérique. Cette tension que Weil, Ewart nous ont appris à mesurer, nous fournit des renseignements sur l'état de la fistule pleurale. Elle nous indique si nous avons affaire à un pneumothorax fermé, ouvert ou à soupape. Or, le pronostic est bien différent dans les trois cas.

Dans le pneumothorax à soupape, la tension du gaz étant supérieure à la pression atmosphérique, les organes voisins sont refoulés, le cœur en particulier est gêné dans son fonctionnement ; il peut s'ensuivre des phénomènes très graves, et la mort par asphyxie.

Dans le pneumothorax ouvert, la tension du gaz étant égale à la pression atmosphérique, il peut en résulter une compression du cœur, des poumons, du médiastin de l'autre côté, puisque la pression dans la plèvre saine et les organes du médiastin est inférieure à la pression atmosphérique, qui est celle du pneumothorax ouvert. Mais cette compression n'arrive jamais au degré qu'elle atteint dans le pneumothorax à soupape.

Quant au pneumothorax fermé, dont la tension du gaz est inférieure à la pression atmosphérique, il peut succéder après un certain temps à l'un des précédents et être une première étape vers la guérison. La guérison du pneumothorax peut en effet se faire de deux manières. Elle peut survenir, soit par transformation du pneumothorax ouvert ou à soupape en pneumothorax fermé et résorption ultérieure du gaz ou du liquide; soit par transformation de l'hydropneumothorax en hydrothorax et résorption consécutive du liquide.

3° et 4° Pronostic tiré des complications pleurales et pulmonaires et de son étendue.

Le pneumothorax reste rarement simple. Il se complique ordinairement d'épanchement liquide séreux, séro-purulent (hydropneumothorax) ou purulent (pyopneumothorax)

L'hydropneumothorax a été considéré par certains auteurs, tels que Béhier, Bernheim, comme une circonstance heureuse, nécessaire à la cicatrisation de la fistule et, par suite, à la guérison. Mais il est bien démontré aujourd'hui que ce processus n'est pas le plus désirable, et qu'il est bien préférable au contraire que le peneumothorax reste pur, l'air contenu dans la plèvre étant plus facilement résorbable que le liquide. C'est d'ailleurs cette idée en même temps que celle d'éviter la décompression brusque, survenant à la suite de la ponction, qui a conduit Potain à injecter de l'air stérilisé dans la plèvre.

Quant au pyopneumothorax, il est toujours sérieux. Cependant la gravité n'est pas la même dans tous les cas, et à côté des pyopneumothorax amenant des accidents septiques rapides, il en est d'autres qui demeurent longtemps sans provoquer des symptômes généraux semblables. Cette différence tient à la qualité du pus; celui qui contient le bacille de la tuberculose seul ayant une virulence beaucoup moindre que celui qui contient ce dernier, associé aux autres microbes de la suppuration et aux microbes saprogènes.

Cette influence de la qualité du pus sur la gravité de la maladie n'a pas lieu de nous surprendre, car nous savons déjà qu'il en est ainsi dans les pleurésies et que la distinction en pleurésies à pneumocoques, en pleurésies à streptocoques, a une réelle importance, tant au point de vue du pronostic que du traitement.

L'état des poumons mérite aussi d'attirer toute notre attention. Nous avons vu en effet, qu'à la période des cavernes, les malades étaient emportés en quelques jours et même en quelques heures; tandis qu'à la première et deuxième période ils pouvaient durer longtemps et même guérir. C'est que le poumon du côté opposé à la lésion, devant faire dans la plupart des cas tous les frais de la respiration, a besoin de toute son intégrité pour suffire à sa tâche. Nous aurons d'ailleurs à revenir sur ce point.

Enfin, les pneumothorax partiels guérissent généralement bien et d'une manière simple, comme le prouvent les observations de Gueneau de Mussy (*Arch. de Méd.*, t. II. 1879), Gaillard, Tolmer (th. de Paris, 1891-92, n° 35).

CHAPITRE IV

TRAITEMENT

Nous allons, dans ce chapitre, examiner et discuter la valeur des divers traitements qui ont été proposés tour à tour. Nous ferons ainsi ressortir avec plus de netteté les raisons qui nous ont guidé dans le traitement des cas que nous avons observés.

Traitement du Pneumothorax simple.

Tous les auteurs ne sont pas d'accord sur la conduite à tenir dans le cas de pneumothorax simple avec tension modérée. Gaillard, Gros sont d'avis d'intervenir par la ponction. D'autres cliniciens, et parmi eux M. le Dr Crespin, en dépit des assertions de Gaillard, jugent l'intervention inutile.

Il n'en est pas de même lorsque la tension du gaz contenu dans la plèvre atteint un degré très élevé. Dans ce cas, on a recours à un traitement d'urgence, et la ponction est le meilleur procédé à opposer aux phénomènes d'asphyxie qui menacent la vie du malade.

On a reproché à la thoracenthèse de produire des accidents tels que syncope, emphysème sous-cutané, réouverture de la fistule, congestion du poumon opposé, et dernièrement encore Gaillard signalait la granulie ; mais ces accidents doivent compter bien peu devant l'imminence du péril.

Lorsque l'asphyxie reparaît, comme dans quelques cas de pneumothorax à soupape, on peut se demander s'il y a un réel intérêt à intervenir, puisque, une fois l'air évacué, il recommence à s'accumuler de nouveau, et nécessite des interventions répétées.

Deux méthodes sont encore suivies par les auteurs. La première, recommandée par Follin et Duplay, consiste à faire des ponctions successives qui soulageront immédiatement le malade et lui permettront de traverser la période d'intolérance pendant laquelle l'asphyxie est menaçante.

La deuxième, préconisée par Buleau de Hambourg, Tachard, Constantin Paul, consiste à établir l'aspiration permanente au moyen d'un long siphon baignant dans une solution antiseptique ; ou bien encore, comme le font Bouveret, Orlebad, à employer une canule à demeure permettant la sortie de l'air, mais empêchant son entrée.

On a reproché à cette dernière méthode de favoriser la suppuration de la plèvre. Cette objection est sans doute juste. Mais avec les pansements antiseptiques que nous possédons aujourd'hui, cette complication peut être évitée.

Traitement de l'hydropneumothorax séreux ou séro-purulent.

C'est encore à la ponction que la plupart des cliniciens ont recours. Mais cette méthode, qui réussit presque tou-

jours chez les emphysémateux, est incertaine chez les tuberculeux. Cependant les cas de guérison ne sont pas très
rares. Troisier (Société de médecine des hôpitaux, 11 juin
1897) communique l'observation d'un homme de 25 ans,
tuberculeux au premier degré et guéri rapidement par
deux ponctions.

Rendu, dans la même séance, dit qu'il ne faut pas trop
se hâter pour ponctionner. Il cite le cas d'un hydropneumothorax tuberculeux guéri au bout de deux mois
sans intervention aucune.

Widal, toujours dans cette séance, cite un cas d'hydropneumothorax tuberculeux guéri au bout de trois mois
après cinq ponctions successives. Il conclut comme Troisier
qu'il ne faut pas trop redouter de ponctionner un hydropneumothorax.

Plusieurs cliniciens, en présence des succès incertains
obtenus, ont cherché à modifier de traitement. Dieulafoy,
dans un cas d'hydropneumothorax séreux, voulant éviter
sa transformation en pyopneumothorax, a fait suivre les
ponctions d'injections antiseptiques. Mais il n'a pas eu de
succès.

Leyden (*Berlin klin. Wochens.*, n° 6, 1890) dans trois
cas de pneumothorax séro-purulent, tenta la pleurotomie
précoce, et dans deux cas le malade succomba.

De Bovis (*Gazette des hôpitaux*, 20 juin 1896) rapporte un cas semblable suivi également de mort.

On le voit, les résultats de ces méthodes sont loin d'être
encourageants.

Comme MM. Troisier, Widal, notre maître, M. le professeur Gros ne redoutait pas trop de ponctionner un
hydropneumothorax ; il intervenait assez rapidement, et

dans le cas de transformation séro-purulente, il n'hésitait pas, à l'exemple de Leyden, à faire la thoracotomie précoce.

Mais ces interventions, ponction, pleurotomie, ne sont pas sans faire courir au malade des dangers graves. La décompression brusque qui suit l'écoulement du liquide compresseur peut en effet amener la rupture des adhérences et la transformation d'un pneumothorax fermé en pneumothorax ouvert.

Potain, dans le but d'éviter la réouverture de la fistule, a injecté de l'air stérilisé dans la plèvre. Il a obtenu trois succès sur trois cas et chez ces trois malades, la tuberculose, si elle n'a pas disparu, a fait sûrement une trêve. Malheureusement ce procédé très recommandable demande une instrumentation compliquée qui n'est pas à la portée de tous.

Les insuccès de ces méthodes tiennent à ce que, dans le pneumothorax ou dans l'hydropneumothorax, il n'y a pas de signes permettant de reconnaître de bonne heure la cicatrisation de la fistule pulmonaire. N'ayant pas d'indications nettes et précises, on opère un peu au hasard au risque de rompre les membranes et d'enrayer le processus de guérison.

Béclère (Société de médecine des hôpitaux de Paris, 11 juin 1897) croit que par la méthode radiographique on peut arriver à diagnostiquer de bonne heure la cicatrisation de la fistule pulmonaire.

Il a examiné un malade atteint de pyopneumothorax et a pu très bien se rendre compte de la situation du poumon. « Puisque, dit-il, la découverte de Rœntgen nous donne ainsi le moyen de voir dans le pneumothorax l'exacte situation du poumon perforé, l'examen répété du malade à plusieurs jours d'intervalle nous permettra de mesurer tous les changements qui se produisent dans la forme et les dimensions de cet organe. Or, il est bien évident que l'air contenu dans la cavité pleurale ne pourra se résorber et, par suite, que le poumon ne pourra être attiré vers les parois du thorax, et peu à peu regagner son volume primitif, qu'à une condition, c'est que la perforation pulmonaire soit cicatrisée ou tout au moins fermée. Constater à un examen radioscopique une augmentation de volume du poumon équivaudra donc à reconnaître la fermeture de la communication pleurobronchique.

« Ainsi la méthode de Rœntgen permet de voir l'épanchement et d'en mesurer la variation; elle permet surtout de voir le poumon, sa situation, sa forme, son volume et indirectement de diagnostiquer de bonne heure la cicatrisation des perforations pulmonaires avant que le poumon ait repris contact avec la paroi thoracique, avant que l'auscultation l'ait révélé.

« ...De plus, la méthode de Rœntgen (séance du 25 juin 1897) permet de diagnostiquer les lésions pulmonaires tuberculeuses encore inaccessibles aux autres modes d'exploration... »

Traitement du pyopneumothorax.

La question du traitement du pyopneumothorax tuberculeux est encore l'objet de nombreuses discussions. Les uns, craignant la présence du pus dans la plèvre, interviennent de bonne heure et font la thoracotomie précoce.

Les autres, au contraire, redoutant par-dessus tout l'ouverture de la plèvre et une septicémie pleurale plus grave
dans ses manifestations que la suppuration existante,
ont recours, soit à dés ponctions successives, suivies ou
non d'injections antiseptiques de sublimé (Renaut) ou de
teinture d'iode (Moizart), soit à la méthode de Bulean
de Hambourg, c'est-à-dire à l'aspiration continue au moyen
du siphon ; soit au trocart simple à demeure sans siphon
(Laboulbène, Sanné). Ils temporisent le plus possible et ne
font la thoracotomie que lorsque le pus est devenu fétide,
qu'il contient le bacille de Koch mélangé aux microbes
pyogènes et saprogènes.

Des deux côtés, les raisons invoquées ont une certaine
valeur. Cependant les résultats obtenus ont été mauvais.
C'est que l'on n'a pas tenu assez compte de l'état des
poumons. Ce sont eux en effet qui doivent nous guider dans
la conduite à tenir.

Lorsque l'état des poumons sera suffisamment bon, que
leurs lésions seront peu avancées, il y aura tout intérêt à
faire la thoracotomie précoce (Gaillard) ; on évitera ainsi
la formation de pseudomembranes plus ou moins denses
qui, en recouvrant le poumon d'une coque épaisse, le fixe-
raient par des adhérences et réduiraient sa capacité physio-
logique à néant. En outre, le poumon du côté opposé, ayant
des lésions peu avancées, supportera beaucoup mieux la
congestion qui a toujours lieu dans ces interventions et
pourra ainsi suffire à lui seul à l'hématose.

Lorsqu'au contraire l'état des poumons sera mauvais, il
vaudra mieux avoir recours aux autres procédés : ponctions, aspirations permanentes, etc., et ne faire la thoracotomie que la main forcée, c'est-à-dire que lorsque le malade

commencera à présenter les symptômes d'infection septico-pyémique.

Telle est la conduite tenue par Gaillard, Leyden, Gutmann, Mercklen, Richardière, qui ont obtenu des résultats éclatants. Leyden cite une survie de quatre ans ; Gutmann, une de cinq ; Mercklen, une guérison complète ; Richardière, une survie de cinq ans.

M. le Dr Gros pensait plus hardiment : S'appuyant sur le cas heureux que nous rappelons plus loin, il opérait, dès qu'il y avait du pus dans la plèvre. En intervenant ainsi rapidement au début de l'infection, il espérait éviter la cachexie et rendre au poumon une partie de son rôle.

M. Gaillard semble donner raison à notre maître lorsqu'il dit (p. 186 de son livre) : « Quand la tuberculose n'a pas atteint un degré trop avancé et que la résistance du sujet semble suffisante, on peut tenter la cure du pneumothorax non plus par les ponctions simples, mais par la thoracotomie. » Cependant les réserves dont il entoure ses propositions font perdre à celles-ci un peu de leur hardiesse.

Ces idées, quoique défendues par beaucoup de cliniciens n'ont pas été acceptées par tous et, à ce sujet, MM. Laveran et Teissier dans leur livre s'expriment ainsi :

« On est à peu près d'accord aujourd'hui pour traiter le pyopneumothorax par l'opération de l'empyème ; mais on a hésité longtemps à faire la pleurotomie dans le cas de pyopneumothorax tuberculeux. Rendu, Debove se montrent très réservés à ces égards, mais les observations de Leyden, Gutmann, Bouveret, Richardière semblent autoriser cette intervention. »

Nous n'avons eu en vue jusqu'ici que le pyopneumo-thorax tuberculeux et, s'il a pu y avoir quelques hésitations au sujet de l'opportunité de l'intervention, il n'en saurait être de même dans le pyopneumothorax putride et gangreneux. Dans ce cas, en effet, la thoracotomie précoce suivie de lavages antiseptiques s'impose, et tous les auteurs sont d'accord sur ce point. Il nous paraît inutile d'insister à ce sujet : nous l'avons suffisamment discuté dans notre pronostic.

La pleurotomie peut donner, comme on le voit, de très bons résultats dans le traitement du pyopneumothorax. Cependant elle offre un inconvénient sérieux : celui de créer une fistule. Cette fistule s'oblitère ordinairement dans le cas de pyopneumothorax gangreneux, mais il n'en est pas de même chez les tuberculeux où la plupart du temps elle persiste. Les malades, il est vrai, n'en sont pas très incommodés. S'ils voulaient s'en débarrasser on pourrait, à l'exemple de Féréol, recourir à l'opération de Létiévant-Estlander; pourvu toutefois que la fistule broncho-pleurale soit oblitérée. Sinon, l'opération échouerait.

Dans ces dernières années, Guermonprez et après lui Gérard-Marchant, Lardy, Delagenière ont essayé, quelques-uns avec succès, d'oblitérer la fistule viscérale. Ces tentatives très encourageantes sont trop peu nombreuses pour qu'on puisse porter sur elles un jugement.

OBSERVATIONS

Pneumothorax pur.

OBSERVATION I

(De M. le D\u02b3 Gros, professeur à l'École de plein exercice de
médecine d'Alger.)

Le 24 mai 1878, se présenta dans mon cabinet de consultation
un jeune homme de vingt-trois ans, horloger du chemin de fer,
et chargé, comme tel, de voyager chaque jour d'Alger à Blidah,
pour régler les pendules des gares. Il se plaignait de ressentir
depuis quelques jours de l'oppression et ne savait à quelle cause
attribuer le malaise qu'il éprouvait du côté de la respiration ; il
m'assura n'avoir fait aucun effort violent.

A l'auscultation, je constatai à gauche, tant au sommet qu'à la
base du thorax, du tintement métallique et le silence complet de
la respiration ; à la percussion, un son tympanique ; le cœur était
refoulé à la droite du sternum. Il ne pouvait y avoir de doute,
nous avions affaire à un pneumothorax, sans douleur vive ni accès
de suffocation.

Je défendis à ce jeune homme de reprendre son service, et lui
recommandai le repos le plus complet.

Le 17 juin, vingt-quatre jours après, je revis le malade, et quel
ne fut pas mon étonnement de ne plus retrouver ni sonorité exagérée, ni tintement métallique ; le murmure vésiculaire s'entendait partout, le cœur avait repris sa place, l'épanchement gazeux
était entièrement résorbé.

Hydropneumothorax.

OBSERVATION II

(De M. le professeur Gros.)

Le sieur B. V..., Corse, âgé de trente et un ans, entre à la clinique le 9 juillet 1880.

Il y a six jours, cet ébéniste cherchait à enlever un nœud de noyer avec son « riflard », lorsque dans un effort un peu violent, il sentit tout à coup une douleur dans le côté et à la base du poumon gauche. Quelques instants après, la douleur s'étant un peu calmée, il reprit son travail et retourna le lendemain à son atelier.

Le troisième jour après l'accident il fut pris de fièvre et forcé de s'aliter.

Examiné dès son entrée à l'hôpital, on remarque une voussure considérable de tout le côté gauche. La percussion donne une sonorité exagérée, et en frappant la poitrine avec une pièce de 5 francs, on obtient un tintement métallique retentissant. Depuis l'accident, le malade n'a ressenti aucune dyspnée ; son état général est bon, mais il a de la fièvre : 38 degrés (vésicatoire).

Vers le 27 juillet, on perçoit, à la base gauche, de la matité qui, le 8 août, remonte en arrière jusqu'à deux travers de doigts au-dessous de l'angle inférieur de l'omoplate. Le tintement métallique s'entend toujours au sommet.

Le 10 octobre, on note les signes suivants : à gauche, en avant, sonorité exagérée s'étendant jusqu'au mamelon quand le malade est couché, et remplacé par la matité dans la position assise. Diminution des vibrations au sommet ; elles sont nulles à la base. Silence complet de la respiration. En arrière, du même côté, matité fémorale dans les 2/3 inférieurs, égophonie.

A droite, exagération très marquée du murmure vésiculaire.

Dans la position assise, on perçoit très nettement la fluctuation thoracique, elle est même facilement entendue à distance.

Le malade ne peut dormir couché sur le côté droit à cause de la vive douleur qu'il éprouve dans cette position du côté gauche de la poitrine.

Il y a toujours un peu de fièvre.

Le 6 décembre, la fluctuation hippocratique avait entièrement disparu, silence absolu de la respiration, matité complète dans toute l'étendue du thorax du côté gauche qui présente partout une voussure très prononcée. La pointe du cœur déplacée bat dans le cinquième espace intercostal droit.

En présence de ces symptômes indiquant la cicatrisation complète de la fistule pulmonaire, je me décidai à pratiquer l'*aspiration* avec l'appareil Dieulafoy. J'enfonçai le trocart dans le sixième espace et retirai 1 litre et demi de liquide séreux, de couleur jaunâtre.

A mesure que le liquide est évacué, on constate le déplacement progressif du cœur, et sa pointe est ramenée sous l'appendice xyphoïde du sternum. La matité a diminué au sommet ainsi que la voussure de la région sous-claviculaire.

7 décembre. — La respiration est calme (20 inspirations par minute), pas de fièvre, appétit excellent.

10 décembre. — *Nouvelle aspiration* à 1 centimètre en dehors de la première piqûre ; je retire encore 1 litre et demi de liquide de même couleur, mais un peu plus gluant. La pointe du cœur s'avance vers le côté gauche d'environ 2 centimètres. Le murmure vésiculaire s'entend dans la gouttière vertébrale, et la matité n'existe plus en arrière que dans le tiers inférieur.

11 décembre. — La pointe du cœur bat sous le téton gauche, la respiration est calme et facile.

13 décembre. — On n'entend plus d'égophonie en arrière. On constate les jours suivants la diminution progressive de la matité.

23 décembre. — L'épanchement était résorbé, et le malade quittait la clinique entièrement guéri.

Réflexions. — Ce qu'il y a de remarquable dans cette

observation, c'est la lenteur avec laquelle s'est formé l'épanchement qui mit quatre mois avant d'arriver à remplir complètement la cavité pleurale. De là la longueur de la cure, car on ne pouvait pas espérer guérir le malade par une ponction avant la cicatrisation de la fistule.

Si l'on avait aspiré dans une seule séance tout le liquide, on aurait pu déchirer la cicatrice et reproduire l'hydro-pneumothorax. Cet accident a été évité grâce à la précaution de faire l'aspiration en deux séances et à quelques jours d'intervalle.

On peut affirmer aussi que nous n'avons pas eu affaire à un pneumothorax chez un tuberculeux, mais bien à un pneumothorax causé par la rupture d'un lobule emphysémateux.

OBSERVATION III (Personnelle)

Le nommé S..., âgé de trente ans, atteint de pneumothorax tuberculeux entre à l'hôpital de Mustapha, salle Claude-Bernard, le 17 février 1897.

M. le professeur. Moreau, chef du service, a bien voulu nous permettre de prendre l'observation de cet intéressant malade ; nous sommes heureux de lui en adresser ici tous nos remerciments et notre reconnaissance.

M. S..., issu de parents bien portants, est l'aîné de trois enfants dont l'un est en très bonne santé, et l'autre mort d'une affection de poitrine.

Il fut élevé en France jusqu'à l'âge de dix-sept ans, époque à laquelle il vint en Algérie. Là, après quelques années de surmenage et de fatigue, il ne tarde pas à tomber malade et à présenter tous les symptômes de la tuberculose : hémoptysies, amaigrissement, perte d'appétit, etc...

Il était traité depuis environ deux ans pour cette maladie, quand le 15 janvier dernier, à la suite d'une toux quinteuse, il ressentit une douleur très vive dans le côté droit, avec dyspnée intense.

Il entre alors à l'hôpital où M. le Dr Moreau diagnostique un pneumothorax tuberculeux sans épanchement, avec lésions tuberculeuses peu avancées.

Les symptômes observés sont à ce moment les suivants : à droite, tous les signes d'un pneumothorax pur sans épanchement.

A gauche, submatité au sommet; craquements secs peu nombreux, expiration prolongée, pectoriloquie aphone. Le cœur n'est pas dévié; le foie est un peu refoulé; le pouls est vite : 102. Dyspnée légère. Température : 38,5. L'état général est assez mauvais ; amaigrissement rapide.

Le traitement est : repos, régime lacté, potion de Todd, antipyrine et quinine.

Jusqu'au 2 mars, l'état reste sensiblement le même. On remarque cependant une légère submatité à la base du poumon droit, indiquant la formation de liquide.

Les jours suivants l'épanchement augmente et arrive, le 10 mars, à deux doigts au-dessous du mamelon dans la position assise.

L'état général est du reste meilleur et la dyspnée presque insignifiante.

On agite alors la question de la thoracenthèse, mais on juge la quantité de liquide trop faible et on remet à plus tard la ponction, espérant la cicatrisation de la fistule.

Le 25 mars, la fièvre a complètement disparu. L'épanchement n'a pas augmenté , l'appétit commence à se faire sentir.

Le 3 avril, le malade peut se lever et se promener dans la chambre.

Le 15 avril, il quitte l'hôpital et part quelques jours après pour la France.

A ce moment, l'état général est bon, mais l'épanchement est toujours stationnaire. Le poumon gauche présente les mêmes signes que nous avons marqués à son entrée.

Nous n'avons pas revu le malade depuis son départ;

mais les nouvelles que nous en avons sont satisfaisantes. Il a de temps en temps quelques petits malaises surtout par les temps d'orage ; mais, nous dit-il, il ne s'est jamais senti assez fatigué pour consulter un médecin.

Pyopneumothorax.

OBSERVATION IV

Hydropneumothorax tuberculeux.— Neuf aspirations succes-sives. — Transformation de l'hydropneumothorax en pyopneumothorax. — Pleurotomie. — Amélioration con-sidérable depuis plus de quatre ans. (Par M. le Dr C. Gros, professeur de clinique médicale à l'Ecole d'Alger.)

Je donnai mes premiers soins à M. B... (de Bucarest), alors âgé de dix-sept ans, pendant l'hiver 1878-1879. Sa mère avait succombé peu de temps auparavant à une phtisie pulmonaire. M. B...., père, trouvant son fils très délicat, le conduisit à Alger pour y passer la saison froide.

Je ne constatai chez M. B. que de l'expiration prolongée au sommet gauche, et pendant tout son séjour à Alger sa santé fut des plus satisfaisantes. Il passa les années suivantes en France et en Roumanie, et ce n'est qu'en 1890, il avait alors vingt-huit ans, que les médecins entendirent des craquements au sommet gauche. Ils envoyèrent M. B. pendant deux étés consécutifs en Suède, où il fut traité, dans un sanatorium, par des injections d'une tubercu-line qui, d'après ce que j'ai pu savoir, n'était pas la tuberculine de Koch.

La première cure parut lui faire du bien ; mais peu de temps après son second séjour en Suède, en septembre 1892, M. B. fut atteint d'une pleurésie qui, en octobre, se compliqua de pneumo-thorax.

M. B., se rappelant les soins que je lui avais donnés en 1879, ne craignit pas de se mettre en route pour Alger par un hiver rigoureux, et dans la nuit du 7 décembre 1892, peu d'heures après son débarquement, il me fit appeler à Mustapha-Supérieur où il venait de s'installer.

Je trouvai le malade dans une crise de dyspnée des plus intenses. Mme B. me raconta qu'à Bucarest déjà son mari passait toutes les nuits assis, les bras appuyés sur une chaise; cette position seule lui permettait de prendre un peu de repos.

Ce long et pénible voyage avait nécessairement aggravé son état.

A l'auscultation, je constatai un son tympanique et un silence complet de la respiration dans tout le côté gauche de la poitrine, avec matité dans le tiers inférieur. Le cœur battait dans l'aisselle droite. Nous nous trouvions en présence d'un hydropneumothorax, probablement à soupape, et je fus sur le point de faire une aspiration immédiate.

Cependant les accidents de suffocation se calmèrent pendant la nuit sous l'influence d'un repos complet, et M. B. passa les jours suivants dans un état relativement satisfaisant.

Je priai M. le Dr Cochez, professeur suppléant à l'Ecole de médecine, de venir voir le malade avec moi, et le 20 décembre nous fîmes une *première aspiration* avec l'appareil de Potain. Nous retirâmes 450 grammes de sérosité louche mêlée de gaz, et le malade se trouva très soulagé.

Le 23 décembre, le tympanisme avait diminué d'intensité et le cœur battait au niveau du bord droit du sternum.

Le 28 décembre, *seconde aspiration* de 500 grammes, après laquelle on entend de gros râles muqueux au sommet en avant.

Le 4 janvier 1893, râles et tintement métallique en avant.

Le 6 janvier, *troisième aspiration* (600 grammes) ; on perçoit du souffle amphorique en avant.

Le 14 janvier, *quatrième aspiration* (700 grammes). La toux et l'expectoration diminuent.

Le 18 janvier, craquements sous la clavicule; en arrière, le murmure vésiculaire s'entend dans la région scapulaire et le râle dans les deux tiers supérieurs du thorax.

Le malade fait une petite promenade à pied.

Le 26 janvier, *cinquième aspiration* de 800 grammes.

Le 29 janvier, le cœur bat sous le sternum et l'on entend même un peu des battements à gauche; souffle tubaire au sommet, tintement métallique au-dessous; murmure vésiculaire en arrière dans les deux tiers supérieurs du thorax.

Le 8 février, après une *sixième aspiration* de 600 grammes, le murmure vésiculaire est perçu en arrière un peu au-dessous du tiers inférieur.

Le 26 février, *septième aspiration* de 600 grammes; le cœur bat à gauche du sternum.

Pendant tout le mois de mars, l'état du malade est remarquablement bon; il sort tous les jours et suit très exactement le traitement auquel nous l'avions soumis depuis le commencement de l'hiver et qui consistait dans la suralimentation et les lavements créosotés.

Le 15 mars, une *huitième aspiration* n'avait donné que 60 grammes de liquide et comme signes stéthoscopiques on constatait, le 26 mars, des craquements avec souffle au sommet gauche et une aspiration normale jusqu'au cinquième espace intercostal, où l'on percevait nettement les battements de la pointe du cœur. L'espace de Traube, mat dans la position assise, était sonore dans la position couchée; le murmure vésiculaire était toujours perçu en arrière jusqu'au tiers inférieur du thorax; de temps en temps, tintement métallique; à droite, respiration supplémentaire.

Vers le 8 avril, on ne perçoit plus de tintement métallique.

Il est intéressant de voir que, sous l'influence de ces huit aspirations répétées et qui, chaque fois, donnaient issue non seulement à du liquide, mais encore à des gaz, le cœur était revenu peu à peu à sa place et que le poumon s'était dilaté lentement de manière à occuper presque toute la cavité thoracique gauche.

Il est évident qu'après chaque aspiration le liquide se reproduisait dans une certaine mesure, puisque dans ces

huit aspirations nous avions enlevé *quatre litres et demi*
de sérosité ; quant à l'ouverture de la fistule pulmonaire,
elle s'était modifiée ; son calibre avait dû diminuer ; elle
avait bientôt cessé de faire soupape ; il est même possible
qu'elle se soit un moment oblitérée.

Cet heureux résultat n'aurait pas été obtenu si nous
n'avions pas eu la prudence de ne retirer chaque fois
qu'une quantité relativement faible de liquide et de gaz.

Quoi qu'il en soit, il restait encore de l'épanchement, puisque
l'espace de Traube était mat dans la position assise, et nous crûmes
devoir recourir à une *neuvième aspiration*, le 24 avril. Notre
désappointement fut grand quand, au lieu de sérosité louche, couleur petit lait, nous vîmes sortir 450 grammes de liquide purulent
épais, ressemblant à de la purée de pois et qui, d'après l'examen
que voulut bien faire M. le D* Vincent, médecin-major à l'hôpital
du Dey, renfermait des staphylocoques et des streptocoques. M. le
D* Cochez fut d'avis, comme moi, que de nouvelles aspirations
n'étaient plus indiquées et qu'il y aurait lieu, bien que le liquide
ne fût pas fétide, de recourir à la *pleurotomie*.

M. B. craignant beaucoup les chaleurs qui pouvaient arriver
d'un moment à l'autre, nous l'engageâmes à repartir pour l'Europe,
car la pleurotomie étant faite dès son retour à Bucarest, il aurait
pu prendre ensuite chez lui tout le repos qui lui aurait été nécessaire. Il ne voulut point y consentir, désirant avant tout recevoir
nos soins.

La *pleurotomie* fut pratiquée le 28 avril. Une large incision
faite par M. le D* Cochez, dans le septième espace intercostal,
donna issue à une grande quantité de liquide purulent. Deux tubes
en caoutchouc rouge furent fixés dans la plaie et recouverts de
gaze iodoformée ; une épaisse couche d'ouate hydrophile enveloppa
toute la poitrine.

Le soir même, le pansement inondé de pus dut être renouvelé.
Le thorax contenait donc plus de liquide que nous ne l'avions sup-
posé après la dernière aspiration.

L'opération ne fut suivie d'aucun accident. A partir du 1er mai il s'écoula chaque jour par les tubes de 10 à 30 grammes de pus, 60 grammes au plus, quand l'écoulement avait été peu abondant les jours précédents.

Le pneumothorax s'était naturellement reproduit après la pleurotomie, mais il diminua peu à peu, et dès la fin du mois de mai on put reconnaître par l'auscultation et la percussion que le poumon s'était dilaté et occupait de nouveau toute la cavité pleurale; la région de Traube elle-même était devenue sonore.

Des tubes en caoutchouc noir, de consistance très molle, furent substitués aux premiers tubes de caoutchouc rouge qui, par leur rigidité, blessaient la plèvre. Ils furent raccourcis peu à peu et réduits bientôt à une longueur de 5 ou 6 centimètres; quant à la couleur du pus, elle était variable, tantôt jaune, tantôt verte ou café au lait.

A partir du 28 mai, nous fîmes des lavages dans la poche, avec une centaine de grammes d'eau boriquée à 2/100. Mais la température axillaire étant à 38 negrés, nous dûmes cesser ces lavages le 2 juin.

Depuis la pleurotomie et pendant tout le mois de mai, l'état général du malade avait été bon, l'appétit conservé, l'expectoration avait diminué, et dès lo 13 mai, M. B... avait commencé à faire quelques promenades en voiture. Mais sous l'influence des premiers siroccos du mois de juin, notre malade tomba dans une grande faiblesse; il survint de la diarrhée et une perte complète de l'appétit. Après une consultation avec M. Bruck, professeur de clinique chirurgicale, le départ fut fixé au 17 juin.

Ce n'est pas sans une grande appréhension que nous vîmes partir M. B..., qui depuis plusieurs jours n'avait pas eu la force de quitter le lit; mais grâce à de grandes précautions, la traversée se fit très heureusement.

Pendant le voyage dans l'*Orient-Express*, de Paris à Bucarest, Mme B... fit plusieurs fois le pansement de son mari et continua depuis à le faire chaque jour.

Il passa l'été dans les montagnes de Roumanie, et sous l'heureuse influence du climat, il reprit promptement ses forces.

C'est avec une grande joie que nous vîmes revenir la famille B...
le 8 novembre suivant.

M. B... avait repris un peu d'embonpoint, retrouvé tout son en-
train et l'espoir dans sa guérison.

La fistule thoracique donnait toujours une certaine quantité de
pus variant de 5 à 40 grammes environ, le plus souvent une vingtaine de grammes. Les signes stéthoscopiques étaient les mêmes
qu'à son départ d'Alger. Nous lui prescrivîmes de nouveau les
lavements créosotés qui, le 5 janvier 1894, furent remplacés par
le crésotal à l'intérieur.

Nous nous assurâmes, M. le Dr Cochez et moi, par une injection
de la poche. qu'elle ne pouvait contenir plus de 100 grammes
d'eau.

Désirant diminuer la sécrétion purulente, nous fîmes, le 9 janvier, une injection avec une cinquantaine de centimètres cubes de la
solution suivante :

<pre>
Eau bouillie. . . . . . . 500 grammes.
Chlorure de sodium. |
                     } ââ. . 12 grammes.
Acide borique . . |
</pre>

Le 14, on employa l'eau boriquée à 3/100; ces injections n'é-
taient faites que tous les deux jours.

Le liquide purulent ayant un peu augmenté en atteignant quel-
quefois 60 grammes, on recourut, à la fin de février, à l'eau bouillie sans obtenir de résultat.

Les injections d'eau alcoolisée, recommandées par M. le Dr Bouveret, dans son *Traité de l'Empyème*, produisirent un bon effet.
Nous avons adopté la formule suivante :

<pre>
Alcool rectifié . . . 25 centimètres cubes.
Eau bouillie. . . . . q. s. pour 1/2 litre.
</pre>

A partir du 4 mars, nous avons injecté tous les deux jours
50 centimètres cubes de cette solution, et la quantité de pus qui
s'écoulait par les tubes avant de pratiquer les lavages tomba à 30,
25 et même à 5 grammes par jour.

Désireux de retourner en Roumanie pour y reprendre ses occupations, M. B..., nous quitta dès le 8 avril. Au moment de son départ, l'expectoration avait notablement diminué. Quant aux signes stéthoscopiques, on entendait une respiration soufflante au sommet gauche, avec quelques craquements ; le murmure vésiculaire s'étendait à gauche dans toute l'étendue de la poitrine ; le tintement métallique avait disparu.

Je n'ai pas revu M. B..., depuis le 8 avril 1894, mais il n'a pas cessé depuis trois ans de nous donner souvent de ses nouvelles et les dernières que je viens de recevoir, le 23 mai 1897, sont assez bonnes. La fistule thoracique n'est pas encore fermée, mais donne très peu de pus.

Il occupe depuis son retour en Europe une importante situation à Buda-Pesth, et malgré son grand désir de revenir passer les hivers à Alger, il est resté constamment à son poste.

Nous aurions désiré depuis longtemps qu'il allât à Paris pour y subir l'opération de Létiévant-Estlander ; mais les lésions tuberculeuses du poumon ne sont pas encore cicatrisées; les médecins qui le soignent doivent craindre qu'il n'ait pas la force de supporter cette longue et laborieuse opération.

On voit d'après cette observation les heureux résultats que nous avons obtenus, dans un pneumothorax à soupape par neuf aspirations successives, dans l'espace de quatre mois, qui ont permis au cœur refoulé dans l'aisselle droite, de revenir peu à peu à sa place ; au poumon dont les fonctions étaient complètement annihilées, de se déplisser et d'occuper de nouveau toute l'étendue du côté gauche de la poitrine.

Si à l'arrivée de M. B..., à Alger, nous avions temporisé, il est probable que la plèvre pulmonaire se serait épaissie, que le cœur aurait été bridé par des adhérences et que les aspirations n'auraient amené aucune amélioration, d'où l'indication de recourir aux aspirations le plus tôt possible, surtout quand on se trouve en présence d'un hydro pneumothorax à soupape ; mais en ayant la précaution, bien entendu, de n'enlever que peu de liquide et peu de gaz à la fois.

La transformation de liquide séreux en pus à streptocoques a rendu, à un moment donné, la pleurotomie nécessaire ; cette opération a permis au liquide de s'écouler librement et nous avons évité ainsi des accidents septiques qui n'auraient pas manqué de se produire si l'on s'était contenté de continuer les aspirations.

Dans le cas qui nous occupe, les suites de la thoracotomie ont été heureuses, mais nous nous sommes bien rendu compte que, sans l'énergie et la force morale du malade, les soins dévoués dont il était constamment entouré, sans les excellentes conditions hygiéniques dans lesquelles il se trouvait et l'alimentation substantielle à laquelle il était soumis, il aurait difficilement supporté l'affaiblissement causé par la suppuration, qui n'a pas cessé de se produire depuis l'opération.

Nous comprenons que, dans le pyopneumothorax avec lésions tuberculeuses avancées, beaucoup de médecins peuvent hésiter à pratiquer la pleurotomie, surtout lorsque les deux poumons sont atteints de tuberculose.

Il n'en était heureusement pas ainsi chez notre malade ; son poumon droit nous a toujours paru entièrement sain, et nous pouvons même dire en terminant que, si M. B...

présentait du côté gauche des lésions tuberculeuses moins profondes, et s'il était doué d'une force de résistance physique plus grande, l'opération de Létiévant-Estlander aurait pu être faite depuis longtemps, pour compléter la guérison.

Observation V (personnelle).

Le nommé C. M., âgé de vingt ans, coiffeur, entre à l'hôpital de Mustapha le 30 novembre 1896, salle Trousseau, n° 24, dans le service de M. le Dr Gros.

Antécédents. — Sa mère est morte à trente ans d'une tuberculose pulmonaire.

Son père tousse constamment et a eu plusieurs hémoptysies. Deux frères sont bronchiteux.

Personnellement, il a toujours été assez bien portant, mais s'enrhume facilement.

Vers le mois d'avril 1896, il contracte une bronchite et, depuis cette époque, tousse constamment ; il a même craché du sang à trois ou quatre reprises, et a beaucoup maigri.

En septembre, il perçoit un clapotement dans la poitrine et remarque en outre que son cœur ne bat plus au même endroit. Ses parents, à qui il fait part de ses impressions, ne veulent pas le croire. Ce n'est qu'en le voyant très fatigué, qu'ils se décident à laisser leur fils entrer à l'hôpital.

Le malade a une dyspnée intense.

A l'examen de la poitrine, on trouve dans le poumon droit de la submatité dans les fosses sus et sous-épineuses et des craquements secs très peu nombreux.

Dans le poumon gauche, en avant et en haut, sonorité exagérée jusqu'au quatrième espace intercostal où la matité commence. L'espace de Traube est aussi mat. En arrière, sonorité exagérée jusqu'à deux doigts au-dessus de l'angle de l'omoplate. A partir de ce point, la sonorité est remplacée par de la matité jusqu'à la base du thorax A l'auscultation, on trouve l'absence complète du murmure vésiculaire. Tintement métallique. Succussion hippocratique. Bruit d'airain.

La pointe du cœur bat dans le cinquième espace intercostal droit à un travers de doigt en dehors du bord droit du sternum.

Le pouls bat à 135; la respiration est à 46.

On diagnostique : pneumothorax gauche à soupape d'origine tuberculeuse avec lésions peu avancées du sommet droit.

En présence des symptômes d'asphyxie imminente, on fait sur-le-champ une *première ponction* dans le septième espace, sur la ligne axillaire, ponction qui donne issue à 700 grammes de liquide séreux jaune clair. Le malade se sent immédiatement soulagé. Le cœur, revenu un peu en dedans, bat sur le bord droit du sternum. Le pouls est à 110, la respiration à 32. La matité ne remonte que jusqu'au cinquième espace.

L'état du malade reste satisfaisant jusqu'au 11 décembre.

Le 12 décembre, il a un peu de fièvre : 38 degrés.

Le 13 décembre, on fait une *deuxième ponction* au même endroit que la première; on recueille 650 grammes de liquide séro-purulent.

Le soulagement apporté par cette seconde ponction est beaucoup plus grand que la première fois; le malade peut se lever et rester debout quelques heures sans trop de fatigue. La fièvre a disparu.

Le 25 décembre, la fièvre reparaît : 38°5 et la dyspnée augmente.

Le 30 décembre, *troisième ponction*. Une première ponction exploratrice faite au même endroit que les deux premières n'amène rien. Mais une ponction faite un peu en avant permet de retirer 750 grammes de liquide purulent.

Malgré cela, le malade n'est pas très soulagé; la dyspnée est moins forte; mais la température est élevée : 38°5 et le cœur bat toujours à la même place.

Le 3 janvier 1897, l'état étant toujours le même et ayant même tendance à s'aggraver, M. le Dr Gros décide de faire la thoracotomie et signe l'évacuation du malade en chirurgie.

Nous ignorons pour quelle cause l'opération ne fut pas faite; dans tous les cas, le malade revient dans la salle Trousseau le

15 février, c'est-à-dire quarante-deux jours après, dans un état de cachexie profonde. Pendant tout ce temps, il n'a subi qu'un traitement interne.

Les symptômes observés alors (dyspnée, épanchement purulent, déviation de la pointe du cœur) sont à peu près les mêmes qu'avant l'évacuation en chirurgie ; mais il y a en plus un état général très mauvais, avec diarrhée, température élevée : 39°5 et des lésions tuberculeuses du poumon droit beaucoup plus avancées.

La thoracotomie est déclarée urgente et en attendant on fait une *quatrième ponction* qui donne 600 grammes de pus.

Le lendemain, 4 janvier, le Dr Rey fait l'opération, puis draine et pose un pansement antiseptique. Le malade se sent immédiatement soulagé ; mais les jours suivants, il ressent des douleurs dans toute la poitrine ; la pointe du cœur, retenue par des adhérences, bat toujours au bord droit du sternum. La fièvre, quoique moins forte, persiste ; la respiration devient de plus en plus fréquente et la mort survient le 20 février.

Autopsie. — Le poumon droit est parsemé de tubercules ramollis très nombreux et présente une grosse caverne au sommet ainsi que des adhérences.

A gauche, les lésions portent sur la plèvre et sur le poumon.

La plèvre tout entière est recouverte d'une couche épaisse de fausses membranes de couleur jaune uniforme. Une bride fibreuse réunissant la plèvre pariétale à la plèvre viscérale limite deux poches (l'inférieure plus petite que la supérieure), communiquant entre elles à la partie postérieure.

Le poumon, ratatiné, refoulé dans la gouttière costo-vertébrale, recouvert d'une épaisse couche jaunâtre, présente trois ouvertures : la première, très grosse, est située au niveau de la scissure interlobaire ; les deux autres, beaucoup plus petites, ne peuvent être décelées que par l'insufflation d'air dans la trachée ; elles sont situées : l'une sur le lobe supérieur, l'autre sur la face diaphragmatique du lobe inférieur.

A la coupe, le poumon est infiltré de granulations sur toute la hauteur et offre une grosse caverne dont le fond, rempli de pus, laisse voir des orifices dont deux communiquent avec les fistules

que nous avons signalées plus haut. Quant au cœur, il est forte-
ment dévié. Rien de spécial dans les autres organes.

Réflexions. — La conduite tenue dans ce cas n'a pas
été celle que l'on aurait désiré, des circonstances fortuites
étant survenues. On aurait dû en effet faire la thoracotomie
quand elle a été décidée la première fois. A ce moment-là
l'opération aurait été probablement bien supportée par
le malade. Les ponctions suivies d'injections antiseptiques
à défaut de la thoracotomie auraient peut-être rendu
service. Mais on est resté inactif, et, pendant tout ce
temps, l'infection s'accentua, favorisant l'évolution de la
tuberculose et l'affaiblissement du malade.

Lorsqu'il revint dans la salle Trousseau, son état était
tellement mauvais qu'on n'hésita pas à faire la thoracotomie
pour atténuer les accidents septico-pyémiques. Mais les
lésions dont il était atteint étaient, comme le prouve l'autopsie, beaucoup trop avancées pour qu'il pût bénéficier
longtemps de cette intervention.

A un certain moment la pression intrapleurale était
énorme; il aurait peut-être fallu mettre la ceinture de
Bouveret.

De plus, à la nécropsie on a remarqué une disposition en
soupape. La thoracotomie préconisée dans ce cas n'aurait
peut-être servi à rien, car il s'agissait d'un processus
destructif pulmonaire trop étendu, et la survie était due à
l'intégrité de l'autre poumon.

OBSERVATION VI (Personnelle)

Ad. H..., employé au chemin de fer, vingt ans, entre en traitement salle Harvey, le 21 octobre 1896. M. le Dr Fallièges a bien

voûlu nous permettre de prendre l'observation de ce malade.
Nous l'en remercions bien sincèrement.

Antécédents héréditaires.—Père mort d'une fluxion de poitrine.
Mère bien portante ; a eu huit enfants dont quatre décédés de cause
inconnue.

Antécédents personnels.— Malaria à Cherchell à treize ans.
Depuis cette époque, plus d'accidents fébriles. Blennorragie à
dix-huit ans. Pas de syphilis. S'enrhume facilement ; tousse et
crache depuis quelque temps ; pas d'hémoptysie. Amaigrissement,
perte d'appétit.

Il y a environ un mois, à la suite d'un effort de toux, il a ressenti
une violente douleur au côté gauche, accompagnée d'une dyspnée
intense. M. le Dr Salièges, appelé en toute hâte, constate l'existence
d'un pneumothorax et fait entrer le malade dans son service.

Examen du malade : Percussion. Matité à gauche et en bas
remontant en arrière à quelques centimètres au-dessous de l'épine
de l'omoplate et en avant jusqu'au cinquième espace. En haut,
bruit tympanique. Palpation ; absence complète de vibrations. Le
cœur dévié bat sous le sternum.

Auscultation : Abolition du murmure vésiculaire. Tintement
métallique. Bruit d'airain.

A droite, respiration supplémentaire ; râles sibilants disséminés ;
quelques craquements au sommet.

Etat général mauvais. Dyspnée légère ; température : 38,5.

On diagnostique : Hydropneumothorax tuberculeux avec épanchement d'environ 2 litres et lésions tuberculeuses peu avancées.

Traitement : repos, régime lacté, café.

Les jours suivants l'épanchement augmente ainsi que la dyspnée.
On fait le 30 octobre une ponction qui donne issue à litre de
liquide louche. Soulagement immédiat.

Le 4 novembre, la température qui jusqu'alors avait oscillé
entre 38,5 et 39,8 tend à baisser.

Le 6, elle a complètement disparu.

A partir de ce moment l'appétit revient peu à peu ainsi que les
forces. Le malade reste encore quelque temps à l'hôpital ; puis se
sentant beaucoup mieux, il demande à rentrer chez lui.

A sa sortie, le 12 janvier, le liquide resté dans la plèvre n'a pas augmenté depuis la première ponction ; il remonte à deux doigts au-dessous dn mamelon gauche. Le cœur bat toujours sous le sternum. L'état général est bon et le malade qui pesait au début 56 kilogrammes pèse 62 kg 500.

Le poumon droit présente les mêmes lésions qu'à son entrée.

Nous avons eu l'occasion de revoir ce jeune homme chez lui et lui avons conseillé à plusieurs reprises de se laisser enlever le liquide qui lui restait dans la plèvre. Mais se sentant beaucoup mieux il a toujours résisté, craignant que cela aggravât son état.

Cependant le 28 mai une complication survient qui le frappe beaucoup : une fistule pleurocutanée siégeant vers le cinquième espace intercostal s'était formée donnant issue à du pus. Il rentre quelques jours après à l'hôpital.

En juin, on lui fait la thoracotomie qui donne issue à une certaine quantité de pus. On fait des lavages antiseptiques à l'eau boriquée.

Le malade se trouve immédiatement soulagé, il reprend des forces. La fièvre diminue.

Quand nous avons quitté Alger, en octobre, le malade allait beaucoup mieux. La cavité pleurale avait tendance à diminuer. Nous espérons que dans quelque temps l'opération d'Estlander viendra terminer la cure.

OBSERVATION II.

Pyopneumothorax gangréneux ; pleurotomie; guérison (par M. le Dr Crespin, médecin des hôpitaux d'Alger).

C. G..., vingt-sept ans, marin et chauffeur à bord d'un navire côtier. Vers le 11 février, C..., se trouvant en cours de route, aux environs de Dellys, se sentit pris tout d'un coup d'une pénible douleur à la tête, d'étourdissements et de fièvre violente; en même temps une lassitude extrême et générale l'envahissait, et le lendemain il était atteint de coryza; puis il se mit à tousser par quintes pénibles, son expectoration était très épaisse et jaunâtre.

Jusqu'au 5 avril, son état général s'aggrava singulièrement; la fièvre prit le caractère hectique et s'accompagna, le soir, de grands frissons et de transpirations abondantes, et l'expectoration devint d'un gris sale, exhalant une odeur infecte. L'oppression faisait aussi des progrès, l'amaigrissement était extrêmement prononcé; bref, la mort semblait prochaine, d'autant mieux qu'aucune alimentation n'était supportée.

J'examine le malade le 5 avril, et je constate, outre les signes de bronchite à droite, des symptômes de pneumothorax à gauche avec épanchement refoulant le cœur à gauche.

Je pose le diagnostic de bronchite grippale suivie de gangrène pulmonaire avec perforation pleurale; comme j'avais avec moi mon appareil Potain, je fais immédiatement, dans le cinquième espace intercostal gauche, sur la ligne axillaire antérieure, une ponction aspiratrice; je retire un liquide d'une odeur horrible, gris verdâtre; quelques gaz s'échappent aussi, mais peu nombreux. Après avoir enlevé 1 lit. 1/2 de pus, je m'arrête et constate que le cœur est revenu légèrement vers la gauche et, en outre, que les zones mates ont diminué du côté gauche de près de moitié. Les signes de pneumothorax se perçoivent encore plus nettement et dans une plus grande étendue; après cette ponction, comme signe nouveau, apparaît le tintement métallique.

L'expectoration du malade était composée de crachats épais, grisâtres, et d'un liquide absolument semblable à celui retiré de la plèvre; bien qu'il ne se soit pas produit de grande vomique brusque, il paraît y avoir eu tous les jours et depuis trois semaines environ, rejet du liquide pleural par les bronches.

Le lendemain (6 avril), légère amélioration; mais comme le soir la fièvre, nulle la veille, était devenue très forte, je fais entrer le malade à l'hôpital de Mustapha le 8 avril. M. le D\u{r} Rey pratique immédiatement la pleurotomie à l'endroit même où j'avais fait la ponction aspiratrice; il s'échappe un flot de pus très fétide, avec une assez grande quantité de gaz. Je dois dire que tous deux, M. le D\u{r} Rey et moi-même pensions qu'une pleurotomie ne suffisait pas, dans le cas actuel, et qu'il faudrait probablement recourir à une intervention plus large.

On lave la plèvre à l'eau bouillie d'abord et boriquée ensuite, et l'on met un drain. Pendant huit jours, on continue les lavages tous les jours, et l'état du malade va en s'améliorant progressivement; la fièvre a disparu complétement au bout de quatre ou cinq jours; le liquide du lavage perd rapidement sa fétidité et devient limpide; l'expectoration devient simplement muqueuse, et finalement normale: les signes de pneumothorax et de pleurésie ne se perçoivent plus.

Aujourd'hui (12 mai) le malade conserve une fistulette, d'où (depuis plus de quinze jours) il ne s'échappe aucun liquide: bref, la guérison peut être considérée comme complète.

Bactériologie. — L'examen des crachats n'a révélé que les parasites ordinaires de la bouche avec grande abondance de *leptothrix buccalis;* il a été impossible de déceler le baccile de Koch dans les analyses multiples qui ont été faites.

Le liquide de la plèvre, d'un gris sale, tirant un peu sur le vert, laisse déposer en abondance des grumeaux qui ne contiennent pas d'éléments anatomiques. La flore microbienne y est très riche: ce sont des staphylocoques, et aussi du *leptothrix buccalis;* on n'a trouvé ni le bacille de Koch, ni le microorganisme de la grippe.

CONCLUSIONS

D'après nos observations, nous croyons devoir formuler les conclusions suivantes, certainement très générales et susceptibles de fléchir souvent, suivant les circonstances particulières :

I. A Alger, le nombre des pneumothorax chez les tuberculeux est plus considérable qu'en France ; c'est que, dans cette ville, la tuberculose marche rapidement, sans s'accompagner de la *sclérose providentielle* chez les gens qu'on observe à l'ordinaire dans la clientèle hospitalière ; alors que, chez les hiverneurs, le climat algérien jouit d'une réputation non usurpée et favorise l'arrêt des lésions tuberculeuses en cours de développement.

II. L pronostic du pneumothorax dépend de plusieurs facteurs [tuberculose, disposition anatomique (ouvert, fermé, à soupape); complications pleurales et pulmonaires, étendue (partiel ou total) ; âge, etc.].

III. Dans les cas de diagnostic difficile, on peut avoir recours à la tuberculine (Chauffard, Grasset, etc.).

IV. En cas de pneumothorax simple, il faut attendre en général, à moins d'accidents menaçants ; on recourra alors aux ponctions ou à la canule de Bouveret, moyens qui pareront à l'augmentation de la pression intrapleurale et aux phénomènes de compression qui en sont la conséquence.

V. En cas d'hydropneumothorax, il faut en distinguer la nature ; s'agit-il d'un hydropneumothorax non tuberculeux, temporiser, à moins d'accidents ; les accidents pressent la main comme partout.

S'agit-il d'un hydropneumothorax tuberculeux, temporiser, malgré les observations de Troisier, Widal, etc. Les dangers de la décompression brusque ne sont pas illusoires et le procédé de Potain n'est pas toujours applicable.

VI. En cas de pyopneumothorax, la conduite à tenir varie suivant qu'on a affaire à un pyopneumothorax tuberculeux ou non tuberculeux.

α. Dans le pyopneumothorax non tuberculeux, la thoracotomie précoce donne des résultats remarquables, surtout s'il s'agit d'un pyopneumothorax gangreneux.

β. Dans le pyopneumothorax tuberculeux, avec pus fétide et organismes annexés au bacille de Koch, il faut opérer immédiatement, sans penser au danger de la décompression, il y a *urgence*. En cas de pus non fétide, on peut faire la thoracotomie si le sujet est en bon état (opinion de M. Gros, de Gaillard un peu moins affirmatif, plus réservé); mais, en cas de mauvais état général, faire des ponctions très modérées.

VII. Les tentatives faites par la chirurgie pulmonaire pour obtenir l'oblitération de la fistule viscérale, quoique peu nombreuses, sont cependant très encourageantes et permettent d'espérer de ce côté des résultats heureux.

VIII. Enfin, on peut espérer que la méthode radioscopique nous donnera dans le traitement du pneumothorax des indications utiles.

BIBLIOGRAPHIE

HIPPOCRATE, coaque 396, tome V.

REQUIN, tome II, page 637.

LAËNNEC, tome II, page 361.

TROUSSEAU, tome I, page 757.

RENARD, De la supériorité du climat algérien dans les maladies de poitrine (Travaux du Comité d'études médicales, pages 130 à 144).

GAILLARD, Statistique du pneumothorax dans les Hôpitaux de France (Semaine médicale, 11 mars 1896).

GROS, Revue statistique des épanchements pleuraux observés à la clinique médicale d'Alger, 1867 à 1881.

OBERLÉ, thèse de Lyon, 1895-1896.

COMBY et VOGT, Société de médecine des hôpitaux de Paris, 30 avril 1897.

CRESPIN, Société de médecine des hôpitaux de Paris, juin 1897.

CHAUFFART, Du pneumothorax simple et de son diagnostic par la tuberculine (Semaine médicale, 16 décembre 1896).

POTAIN, Académie de médecine, 24 avril 1888.

BOUVERET, Lyon médical, 30 décembre 1888.

ORLEBAD, Edimb. med. Journ., 1882.

TACHARD, Congrès de chirurgie, 20 avril 1892.

C. PAUL, Congrès de thérapeutique, 1892.

TROISIER, RENDU, WIDAL, BECLÈRE, Société de méd. des hôp., 11 juin 1897.

BECLÈRE, Société de médecine des hôpitaux, 25 juin 1897.

LEYDEN, Berlin. klin. Wochens., 1890, n° 6.

DE BOVIS, Gaz. des hôpitaux, 20 juin 1896.

MOIZARD, Soc. de méd. des hôp., 27 juillet 1888.

LABOULBÈNE, Bulletin de thérapeutique, 1872.

SANNÉ, Gazette hebdomadaire de méd. et de chirurgie, 1873.

LAVERAN et TEISSIER, Eléments de pathologie interne, 4ᵉ édition, tome II, page 484.

BOUVERET, Traité de l'empyème.

GAILLARD, Le pneumothorax (collect. Charcot-Debove).

FERRÉOL, Acad. de médecine, 9 août 1892.

LARDY, Corresp.-Blatt. f. Schw. Aertze, 15 mars 1895.

G. MARCHANT, Cong. de chir., 22 oct. 1895.

GUERMOMPREZ, Soc. méd. des hôpitaux, 14 juin 1889

DELAGÉNIÈRE, Cong. de chir., 1895.

GUÉNEAU DE MUSSY, Arch. de Méd., t. II, 1870.

TOLMER, th. de Paris, 1891-1892, n° 35.

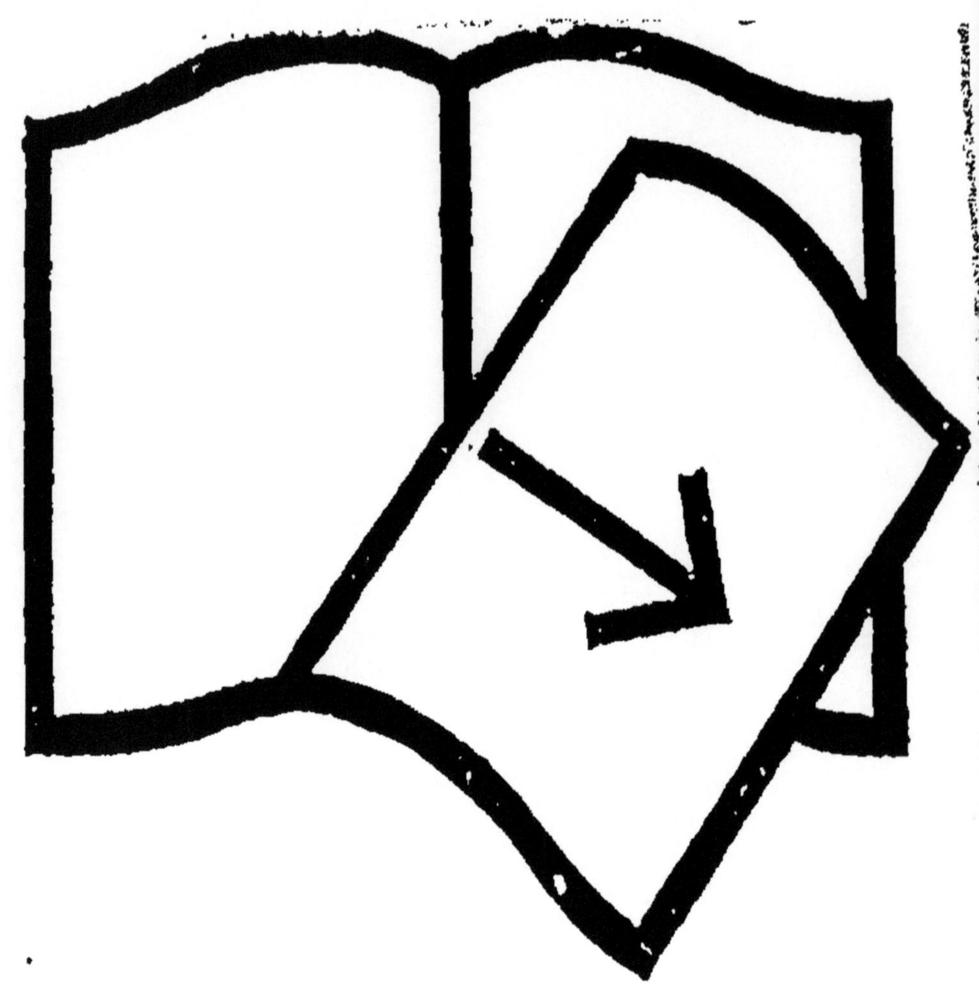

Documents manquants (pages, cahiers...)
NF Z 43-120-13

9 782013 598613